EXPÉRIENCES

OBSTÉTRICALES

FAITES PAR

LE Dr DELORE

Chirurgien-major désigné de la Charité,

RECUEILLIES PAR M. JEANNIN, ÉLÈVE DES HÔPITAUX.

LYON

IMPRIMERIE D'AIMÉ VINGTRINIER

RUE BELLE-CORDIÈRE, 14.

—

1865

EXPÉRIENCES

OBSTÉTRICALES

EXPÉRIENCES OBSTÉTRICALES

I. — DIRECTION DU BASSIN.

La direction du bassin, ou mieux la direction du plan du détroit supérieur, est mesurée en obstétrique par l'angle qui formerait avec l'*horizontale* une ligne menée de la symphyse du pubis au promontoire. L'évaluation moyenne des auteurs est de 55° à 65°. La moyenne que nous avons trouvée sur les bassins normaux est de 60° et 65°.

Chez les femmes dont le bassin est vicié, cette inclinaison subit les changements les plus prononcés ; elle était de 60 chez deux femmes dont l'une, bien constituée, avait un rétrécissement antéro-postérieur de deux centimètres, et dont l'autre était rachitique. Le détroit supérieur d'une femme légèrement rachitique était incliné de 70°, tandis que l'inclinaison du bassin d'un squelette horriblement travaillé par le rachitisme était de 65° environ ; celle d'un autre squelette aussi maltraité était, postérieurement à la verticale, de 10°, ce qui fait une différence de 35°, avec l'inclinaison du bassin précédent.

II. — Résistance des symphyses pelviennes.

En 1864, M. Poullet, interne des hôpitaux de Lyon, relata, dans son mémoire sur la résistance du bassin, les expériences suivantes :

1° Une boule résistante ne fit céder qu'à 200 k. de traction la symphyse pubienne d'une femme de 65 ans ayant eu des enfants.

2° Chez une femme de 30 ans, n'ayant jamais eu d'enfants, ce ne fut qu'à plus 200 k. que la boule franchit les détroits en écartant les pubis.

3° Sur une femme de 60 ans, ayant eu des enfants, les tractions dépassèrent vainement la force des précédentes et ne purent être évaluées avec précision, par manque d'un dynamomètre assez puissant.

Ces trois premières expériences furent faites en dehors de l'état de grossesse ou de parturition accomplie.

4° Chez une femme de 25 ans, morte au sixième mois de sa grossesse, à une traction de plus de 200 k., l'écartement de l'os des îles s'opéra avec une fracture de la branche descendante du pubis gauche.

5° Chez une femme morte trois jours après un accouchement pénible, des applications de forceps sur la tête d'un enfant d'un mois furent exécutées avec des tractions élevées à 150 k. sans que les symphyses eussent subi d'altération.

6° Enfin, le bassin d'une femme de 40 ans, morte à la suite de l'opération césarienne, fut disjoint par une traction de 170 k.; mais à l'autopsie, faite antérieurement, un coup de scalpel avait été donné par mégarde au ligament inférieur de la symphyse. — Dans une expérience non citée dans le mémoire de M. Poullet, le bassin d'une femme de 28 ans, morte à l'Hôtel-Dieu en mars 1864, fut soumis à des tractions exercées avec la boule de bois; la symphyse pubienne et l'articulation sacro-iliaque gauche furent disjointes à 180 k. de traction. — Dans une autre expérience, le bassin d'une fille de 22 ans, morte hors l'état de parturition, a résisté à 200 kilogrammes.

A ces expériences déjà concluantes, nous ajouterons les suivantes, faites plus récemment, et dont *l'exactitude dynamométrique est garantie*.

1° Une femme de 20 ans, morte deux heures après un accouchement artificiel, présente un bassin normal dans tous ses diamètres, sauf le sacro-pubien qui n'a que 9 centimètres. On essaie de faire passer par la filière pelvienne une tête sèche et revêtue d'une couche de plomb, dont le diamètre bi-pariétal a 10 3/4, l'occipito-frontal 11 1/4 et le mento-bregmat. 13. A une traction de 270 k., les crochets du dynamomètre se redressent; mais le bassin est intact. Alors, pour avoir une traction directe sur la symphyse pubienne, les cordes sont fixées sur la branche horizontale du pubis en passant par le trou ovale; mais à 200 k., l'os coupé par la corde se brise et la symphyse a résisté. — Déjà à l'Hôtel-Dieu, la même expérience avait été faite en des circonstances analogues sur le bassin d'une femme de 30 ans, et à 200 k. également, il y avait eu fracture de la branche descendante du pubis sans lésion de la symphyse.

2° Une femme de 20 ans, grande et forte, morte 6 jours après l'accouchement, a un bassin normal dans lequel la tête revêtue de plomb passe sous un effort de 138 k. sans causer le moindre dégât aux parties osseuses. Alors, on revêt la tête d'une toile grossière pour empêcher toute espèce de glissement et augmenter ses diamètres et, malgré une traction prolongée entre 245 et 250 k., elle ne franchit pas le bassin dont les symphyses ont résisté. Pour les rompre, les cordes sont attachées des deux côtés, au niveau des échancrures sciatiques ; cette fois, l'articulation pubienne se disjoint à 250 k. L'os des iles, intéressé dans toute son épaisseur, ne s'est pas fracturé.

3° Sur une femme de 30 ans, morte six jours après l'accouchement et présentant un bassin normal, on laisse les parties molles et l'utérus dans lequel on engage une tête de fœtus à terme qui ne peut traverser les détroits et se fracture sous un effort de 150 k. sans la moindre lésion du bassin. La tête du fœtus est alors remplacée par la tête de plomb ; quand celle-ci, logée entre les cuillers d'un énorme forceps, paraît engagée par une traction de 150 k., deux aides maintenant les cuisses et le bassin, M. Delore tente, par des mouvements de levier en tous sens, de rompre la symphyse, mais c'est en vain qu'il soulève le bassin et surmonte l'effort des aides, les articulations ne cèdent pas ; on reprend les tractions ordinaires sur la tête, mais, vers 200 k., les cordes cassent et le bassin n'a pas souffert.

4° Dans bon nombre d'expériences faites en un autre but
que la résistance des articulations du bassin, on a opéré,
soit sur des têtes de fœtus, soit sur la tête sèche revêtue de
plomb des tractions de 120, 130, 140, 160 k., sans que le
bassin fût altéré du côté des symphyses.

Le forceps ayant vigoureusement saisi une tête de fœtus
dans toute espèce de direction, on l'a fait basculer violem-
ment en arrière pour essayer de briser les symphyses en
prenant un point d'appui sur l'angle sacro-vertébral. Mais
en aucun cas il ne fut possible d'appuyer l'instrument sur
cette saillie ; on ne put que déchirer la fourchette et luxer
le coccyx ; peut-être en persistant dans ces tentatives, se-
rait-on parvenu à briser la partie inférieure du sacrum,
mais l'angle sacro-vertébral aurait toujours échappé aux
efforts.

III. — FORCE QU'UN ACCOUCHEUR DÉVELOPPE PAR LA PRES-SION, AU MOYEN DU FORCEPS, ET PAR LA TRACTION.

1° *Pression.* — La pression dépend de l'instrument avec
lequel on l'exerce et du point des cuillers où elle agit. —
Avec le forceps léger dont M. Delore se sert habituellement,
à l'extrémité des cuillers, on ne produit qu'une pression de
10 k.; au milieu, elle est de 20 ; en s'efforçant de dépasser
ces limites, on pourrait fausser l'instrument. — Avec un
forceps volumineux appartenant à la Charité, on peut développer à l'extrémité des cuillers une pression de 45 k.;

elle monte à 55 au milieu. — Enfin, le forceps le plus colossal de l'Hôtel-Dieu peut, sous un effort énergique, imprimer au bout de ses cuillers une compression de 50 k. qui atteint 65 à 70 à leur centre.

2° *Traction.* — Dans la position ordinaire du praticien au moment d'un accouchement, il peut développer les tractions suivantes :

Seul et sans appui,	40 k.
Seul avec appui,	80 k.
Avec un aide et sans appui,	80 k.
Avec un aide et un appui,	130 k.

IV. — RÉSISTANCES DES DIVERSES PARTIES DU FŒTUS AUX TRACTIONS.

Il a fallu 80 k. de traction pour arracher le cou d'un fœtus très-petit. Chez le même, l'arrachement de la jambe s'est produit sous un effort de 65 k., mais, ce n'est pas l'articulation coxo-fémorale qui a cédé, c'est la partie de l'os des iles qui forme le fond de la cavité cotyloïde. De même, à 40 k., le bras s'est séparé, mais avec la partie du scapulum qui répond à la cavité glénoïde. — Les vertèbres du cou d'un fœtus vigoureux, soumis à des tractions violentes, ont cédé à 130 k.; la peau a résisté jusqu'à

150 k. — Un autre fœtus, également bien constitué, et sur lequel on cherche à mesurer la résistance du tronc, est attaché, d'une part, au niveau des hanches et de la colonne lombaire, d'autre part, au niveau des épaules ; mais la corde glisse sur les omoplates et retombe sur le cou où elle casse la septième cervicale à 200 k. de traction. — Des tractions exercées à 110 k. sur le tronc d'un fœtus ordinaire n'amènent d'autre résultat qu'une fracture de la colonne vertébrale produite par la corde. — Un autre, qui présente à peu près les mêmes conditions de résistance, est attaché par les pieds ; une force de 150 k. ne détermine qu'une fracture des jambes occasionnée par la corde et une éraillure légère de la peau au niveau du pli de l'aine.

V. — RÉSISTANCE DE LA TÊTE DU FOETUS AUX PRESSIONS.

1º *Pressions sur une large surface.* — Une tête de fœtus, parfaitement embrassée par les cuillers du forceps énorme de l'Hôtel-Dieu, est serrée avec toutes les forces dont un homme ordinaire est capable ; elle ne subit ni dépression persistante, ni lésion notable. — Une autre tête de fœtus bien développé, soumise au moyen du même forceps à une pression déterminée de 105 k., ne présente aucune lésion à l'autopsie, soit dans le sens du diamètre bi-pariétal, soit dans celui de l'occipito-frontal.

2º *Pressions avec saillie anguleuse.* — La tête des précédentes expériences, reprise par le forceps, est serrée avec un os interposé de façon à faire saillie et à laisser une trace sur les os crâniens. L'effort élevé à 86 k. produit une dépression persistante de l'écaille du temporal et de l'angle antérieur et inférieur du pariétal avec fêlure de l'occipital. — Un os disposé de manière à presser directement sur la bosse pariétale y détermine, à 20 k. seulement, une dépression considérable, mais sans fracture.

A 60 k., le mors rigide sur les bords et concave au centre d'un céphalotribe appliqué sur le pariétal gauche, lui fait subir une dépression considérable avec fracture.

3° *Pressions avec une surface saillante, mais arrondie et assez étendue.* — Pression suivant le diamètre bi-pariétal sur une tête assez bien développée; à 23 k. il se produit sur le pariétal gauche une dépression qui revient d'elle-même dès que l'effort a cessé; à 51 k., au même point, dépression persistante avec fracture légère. — Pression suivant le diamètre occipito-frontal; à 55 k., l'os coronal ne subit aucune altération; à 35 k., une pression exercée sur l'occipital, un peu au-dessus du trou vertébral, ne produit rien non plus; mais à 20 k. seulement, une pression directe sur la bosse occipitale fait chevaucher l'occipital entre les pariétaux; à 45 k., en agissant au même point, dépression complète de l'occipital qui revient ensuite sur lui-même.

VI. — Pressions que subit dans le bassin, sous une certaine traction, une tête saisie par le forceps.

Une boule divisée en deux hémisphères qui logent un

dynamomètre très-sensible aux pressions, est mise dans
divers bassins et saisie par les cuillers d'un forceps, elle y
est soumise à des tractions différentes. Dans la série d'expériences qui suivent, tantôt le forceps était plus ou moins
engagé, tantôt la boule était serrée en des points différents
des cuillers, d'où la différence des résultats :

1re série.	Tractions, 20 k.	Pressions, 10 k.
—	— 30	— 19
—	— 40	— 28
—	— 50	— 38
—	— 60	— 44
2e série.	— 20	— 10
—	— 30	— 15
—	— 40	— 23
—	— 50	— 29
3e série.	— 50	— 25
—	— 60	— 29
4e série.	— 40	— 15
—	— 50	— 23
—	— 60	— 39
5e série.	— 20	— 5
—	— 30	— 10
—	— 40	— 20
—	— 50	— 33
6e série.	— 20	— 10
—	— 30	— 20
—	— 40	— 26
—	— 50	— 37
—	— 60	— 45

7ᵉ série.	—	20	—	10
—	—	30	—	21
—	—	40	—	33
—	—	50	—	40
—	—	60	—	46

Si de ces résultats, on cherche les moyennes, on trouve :

Pour 20 k. de traction, 9 k. de pression.
— 30 — 17 —
— 40 — 24 1/6 —
— 50 — 32 1/7 —
— 60 — 40 —

Or, $9 + 8 = 17$; $17 + 7 = 24$; $24 + 8 = 32$; $32 + 8 = 40$; il résulterait de ces chiffres qu'à chaque dizaine de kilogrammes de traction en plus, il faut ajouter 8 k. de pression, et qu'arrivée à 60 k., la traction détermine une pression qui équivaut aux deux tiers de cette même traction, c'est-à-dire 40 kilogrammes.

VII. — RÉDUCTION ET AUGMENTATION DES DIAMÈTRES BI-PARIÉTAL ET OCCIPITO-FRONTAL, SOUS UNE CERTAINE PRESSION.

Une tête de fœtus à terme, très-fortement ossifiée, présente un diamètre bi-pariétal de 98 millimètres et occipito-frontal de 115. Laissée entre les cuillers du forceps et soumise à une pression de 50 à 60 k., selon son diamètre bi-pariétal, elle ne subit ni dépression appréciable suivant ce diamètre, ni augmentation sensible dans le sens occipito-frontal. Reprise avec le forceps et énergiquement serrée, suivant le diamètre occipito-frontal, la réduction dans ce sens est nulle, mais le diamètre bi-pariétal augmente de 6 millimètres. — Sur cette tête librement placée sur un plan horizontal et résistant, on exerce avec une boule à surface arrondie et large une pression de 26 k.; il s'en suit une dépression de 10 millimètres sur le pariétal droit où l'instrument de pression a été appliqué. — Ce même genre de pression, élevé à 38 k., est appliqué dans le même sens sur la tête ; mais, cette fois, celle-ci est serrée énergique-ment suivant le diamètre occipito-pontal et elle ne subit pas trace de réduction sur les pariétaux. On cesse la cons-triction du forceps, on appuie de nouveau à 38 k. sur la tête libre et il se fait une dépression telle que le diamètre bi-pariétal mesure 25 millimètres de moins. — Une autre tête de fœtus, également à terme, mais en apparence moins solidement ossifiée, quoique de diamètres sensiblement analogues (bi-pariétal, 97^{mm} et occipito-frontal, 115) est soumise avec un forceps très-fort et, selon son diamètre occipito-frontal, à une pression de 60 k. ; le diamètre bi-pariétal augmente de 8 millimètres et le diamètre occipito-frontal se réduit de 14 à 15. Cette tête, libre sur un plan résistant et soumise à une pression de 19 k. exercée sur le pariétal gauche avec la surface arrondie d'une boule, subit en ce point une dépression de 17 millimètres. Reprise sur le même plan, la tête est soumise à une constriction oc-cipito-frontale au forceps qui élève son diamètre bi-pariétal à 110^{mm}. Puis, la boule arrondie est appliquée de nouveau sur le pariétal gauche et une pression de 21 k. n'y produit qu'une dépression de 5 millimètres.

<h3>VIII. — TRACTIONS PAR LESQUELLES LA TÊTE A ÉTÉ BRISÉE OU CONTRE LESQUELLES ELLE A RÉSISTÉ EN PASSANT DANS UN BASSIN QUELCONQUE, AVEC OU SANS FORCEPS.</h3>

1° *Bassins normaux.* — Dans un bassin normal, une tête ordinaire passe en position occipito-pubienne avec une traction de 50 k. ; en position mento-iliaque gauche transverse avec 50 k. également ; dans la mento-sacrée avec 25 k., et après ces trois expériences opérées au forceps, le crâne ne présente aucune lésion appréciable. — Dans le même bassin, une tête plus grosse (diam. bi-pariétal, 9 1/2, — occ.-front. 12, — occip.-ment. 13 cent.), passe en position mento-sacrée avec une fracture du pariétal droit.

Par la filière d'un second bassin normal, en employant la version, une traction de 45 k. fait passer sans lésion la tête d'un enfant de 17 jours (diamètre bi-par. 9 1/2, — occi-fr. 11 1/2, — occ.-ment. 13 1/2). Cette même tête, pour passer avec le forceps, est tirée à 90 k. et subit une dépression persistante. — Troisième bassin normal sur lequel l'utérus a été conservé ; à une traction de 132 k., un fœtus normal passe sans fracture, avec l'emploi du forceps ; un autre, dans la même position (occip. front.), subit une fêlure de la table interne du pariétal gauche en passant sous une traction de 150 k. — Quatrième bassin ; une tête volumineuse, mais mollasse, saisie au forceps, traverse

le pelvis sans fracture, à 100 k. de traction ; une autre
tête normale, mais résistante, ne passe qu'à 160 k. avec
une fracture légère du frontal et de l'occipital.

2° *Bassins anormaux.* — Un bassin naturel vicié (diam.
ant. post. 8, obl. 12, trans. 13 cent.), est franchi à deux
reprises sous des tractions au forceps de 41 et de 65 k., par
une tête ordinaire d'un diam. bi-par. de 9 cent., sans
fracture ni dépression. Une autre tête (bi-par. 9 cent.) le
traverse également à 55 k., mais avec une fracture légère.
Enfin, une troisième tête (bi-par. 9 1/2 c.) ne passe que
sous une traction de 80 k. et présente après son extraction
une double fracture du pariétal droit. — Un bassin naturel,
revêtu d'une couche de plomb qui le rétrécit (diam. ant.
post. 7 1/2, obl. 11, trans. 12 cent.), est franchi *dans la
version* à une traction de 65 k. par un fœtus dont la tête,
assez ordinaire (d. bi-par. 8 1/2, occip.-fr. 11, occ.-ment.
12 cent.), ne subit ni fracture, ni dépression persistante,
mais un allongement trachélo-bregmatique fort considérable.

IX. — Manœuvres obstétricales.

1° Une femme rachitique, d'environ 25 ans, présente un
bassin encore revêtu de ses parties molles et dont les diamètres sont les suivants : ant. post. 8, oblique 12, trans. 13
cent.; la direction du détroit supérieur est presque verticale. La tête d'un fœtus, bien ossifiée et offrant un diamètre
bi-par. de 9 1/2 cent., est placée en position occi. il. g.
trans. et saisie entre les cuillers d'un forceps volumineux,

sur lequel les tractions s'opèrent par deux cordes attachées à l'extrémité des manches ; à 80 k., sortie du fœtus avec double fracture sur le pariétal droit, au point en rapport avec la symphyse pubienne.

2° Même bassin. Un fœtus à terme, dont la tête a 9 cent. de diamètre bi-pariétal, est placé dans les mêmes conditions que le précédent. A 40 k. on s'aperçut que la direction horizontale dans laquelle on a tiré pour la première expérience et dans laquelle on tire encore maintenant, fait donner les branches du forceps contre l'arcade pubienne et empêche la tête de toucher la symphyse ; par un léger effort imprimé à l'instrument, de manière à le faire basculer en bas et en arrière, la tête touche le pubis, s'engage et sort avec une traction de 55 k. — L'expérience reprise dans les mêmes conditions, mais en abandonnant la traction à elle-même, n'arrive à son résultat qu'avec une force de 80 k., légère fracture du crâne. — Une troisième fois, on ne change rien à la position de la tête, mais le point d'attache des cordes est transporté à la naissance des cuillers, les branches sont judicieusement dirigées et 40 k. suffisent pour l'extraction du fœtus, tandis que malgré son ramollissement, dans un quatrième essai où l'on abandonne la traction à elle-même, il faut encore un effort de 50 k. pour traverser les détroits.

3° Même bassin. Une poulie de réflexion, fixée au sol, divise la traction de manière à lui faire produire un angle de 45° avec la direction horizontale dans laquelle est situé le cadavre de la femme ; de cette façon, il suffit de 41 k. d'effort pour faire passer sans lésion une tête bien ossifiée, dont le diamètre bi-pariétal est de 9 centimètres. — Avec la même tête, reprise au forceps, et dans les mêmes conditions, l'extraction demande une force de 65 k., en tirant non plus avec la poulie de réflexion, mais horizontalement. — Enfin, le même fœtus placé dans la version, traversa facilement le bassin sous un effort qui ne dépassa pas 10 à 15 k.

4º **Même bassin.** Un enfant de deux semaines et demie (diam. bi-par. 9 1/2, occ.-fr. 11 1/2, occ.-ment. 13 1/2), est placé dans la version; les fesses passent difficilement sous des tractions manuelles; le dégagement des bras et des épaules est pénible ; la tête soumise à une traction oblique de 45º, en bas et en arrière, passe à son tour sous une force qui varia entre 40 et 45 k., il n'y eut ni fracture, ni dépression persistante. — La même tête, en position occ. il. g. trans., saisie par les cuillers du forceps et soumise à des tractions exercées dans le même sens, ne franchit le bassin que sous un effort de 90 k. et subit des traces profondes de compression, mais sans fracture.

Nota. — Dans ces deux expériences, l'occiput a tourné en arrière et une fois qu'il eût franchi le détroit supérieur, les tractions durent être beaucoup plus énergiques.

5º **Bassin rétréci,** garni de plomb (diamètres ant. post. 7 1/2, obl. 11, transv. 12 cent.). Tête de fœtus à terme bien ossifiée (diam. bi-par. 8 1/2, occ.-fr. 11, occ.-ment. 12 cent.). Le fœtus, placé dans la version, passe à travers la filière pelvienne avec une difficulté fort grande déjà pour le dégagement des bras et des épaules, mais extrême pour la tête; celle-ci est arrêtée d'abord par la proéminence exa-

gérée de l'angle sacro-vertébral ; puis, par le rétrécissement et l'immobilité des diamètres du détroit inférieur.
Néanmoins, elle ne subit pas de fracture, mais présente un
allongement vraiment extraordinaire suivant son diamètre
trachélo-bregmatique ; les plus fortes tractions n'ont pas
dépassé 60 à 65 k. — Le même fœtus est ensuite placé
dans la position occ. il. g. trans. et la tête est saisie entre
les cuillers du forceps ; les tractions sont faites suivant
l'angle de 45° en bas et en arrière ; il fallut cette fois 100 k.
pour l'extraire.

6° Dans le bassin normal d'une femme de 30 ans, avec le
forceps soumis à une traction manuelle de 50 k., exercée
dans la direction de l'axe du bassin, on fait passer en position occ. il. g. trans. la tête d'un fœtus à terme, d'un diamètre bi-pariétal égal au diamètre ant. post. du bassin
(11 cent.). Il n'y eut pas de rotation.

7° Sur une femme de 30 ans, morte six jours après l'accouchement et présentant un diam. ant. post. de 11 cent.,
on laisse les parties molles et l'utérus préalablement fendu
à sa partie supérieure. Par la filière pelvienne, on tente de
faire passer une tête de fœtus de 11 centimètres, mais le
tissu utérin se repliant en bourrelet sur le détroit supérieur
empêche la tête de passer, malgré une traction de 150 k.,
exercée suivant un angle de 45°, avec l'horizontale et une
fêlure du pariétal gauche. — Un autre fœtus, de tête sensiblement analogue sous tous les rapports, passe cependant
dans les mêmes conditions à 132 k. et sans fracture. — Une
tête est prise au détroit supérieur et tirée horizontalement ;
dans cette direction, elle franchit la filière sous une trac-

tion de 90 k. seulement. — Une deuxième fois, tirée à angle de 45°, elle passe à 55 k. — Une troisième fois, tirée horizontalement, il faut encore 80 k. ; enfin, une quatrième fois, à 45° elle cède sous un effort de 40 k. seulement ; une cinquième fois horizontalement 50.

8° Une tête extrêmement molle de fœtus, né avant terme, placée en position occ. il. g. trans. au détroit supérieur du bassin revêtu de plomb, passe avec le forceps sous une traction de 15 k. seulement, exercée suivant l'angle de 45°. Cette même tête, reprise dans la même position, mais tirée horizontalement, résista à une traction de 50 à 55 k.

9° Bassin rachitique vicié (diam. ant. post. 6 1/2, trans. 13, oblique fort inégal des deux côtés). Un fœtus (diam. bi-par. 7, occ.-fr. 9 cent.), placé en position occipito-il. droite transv. (côté où le diamètre oblique du bassin est le plus étendu), résiste à une traction horizontale de 100 k. et cède au contraire à une traction oblique (45°) de 80 k. ; — dans une troisième expérience, par la version, il franchit les détroits à 24 k. seulement d'une traction méthodique suivant l'axe du bassin. — Un fœtus plus gros (diam. bi-par. 8 1/4, occ.-fr. 10 1/2 cent.), passe aussi par la version, mais grâce à d'énormes tractions manuelles, à une dépression qui réduit son diamètre bi-par. à 6 1/2 cent. et à une fracture du pariétal droit. — Dans le même bassin, une tête petite, mise en position occip. pubienne et tirée avec le forceps, résiste à une traction de 110 k. exercée horizontalement, pour passer ensuite à 75 k. de traction oblique.

— L'expérience étant reprise dans la même position, mais

en imprimant de légers mouvements de latéralité, l'extraction ne demande pas une force supérieure à 40 k. Mais en tirant directement et sans toucher au forceps, à 105 k., la tête ne passe encore pas ; la traction tombe au contraire à 40 k. et le fœtus passe, en appuyant sur le forceps un seul doigt qui le déprime en arrière.

10° Dans un bassin bien conformé, une tête ordinaire de fœtus à terme est simplement placée en position occipito-pubienne, sans aucun engagement. Sous une traction énergique, la tête s'engage *sans trace de rotation* et résiste fortement aux efforts dont elle est l'objet ; elle passe sous l'influence d'un léger mouvement d'élévation qu'on imprime aux branches du forceps. — Dans une seconde expérience, avec le même bassin et la même tête dans une même position, des tractions manuelles exercées dans la direction qu'on juge la plus convenable, amènent le fœtus à 50 k. — Ces tractions, opérées horizontalement, demandent également 50 k., malgré le ramollissement que la tête a subi dans les manœuvres de l'expérience précédente.

11° Même bassin. Expériences faites dans le but de connaître les mouvements spontanés du forceps sous la traction qu'on lui imprime dans les différents temps de l'accouchement, les cordes étant passées dans les fenêtres. — Traction horizontale : 1° Au moment où la tête commence à s'engager, les branches du forceps font avec l'horizontale et en bas un angle de 15° ; — 2° Lorsque la tête est dans la cavité pelvienne, le forceps est horizontal, parallèle à la traction ; — 3° Lorsque la tête arrive au détroit inférieur, le forceps fait au-dessus de l'horizontale un angle de 6°.

Très-légère rotation de la tête lorsqu'elle est à la vulve. — La tête avait été mise en position occ. il. g. trans. — Position occip. pubienne. La tête arrive facilement à franchir les détroits; le forceps se relève d'environ 15°; il n'y eut pas de rotation.

12° Expériences sur les diverses positions rares dans lesquelles se peut présenter le fœtus. — Position mento-il. g. transv.; traction horizontale maintenue à 50 k. sans résultat, puis faite en bas et en haut toujours inutilement; mais un léger mouvement de latéralité imprimé à droite aux branches du forceps, dégage aussitôt le menton à gauche et la rotation interne s'opère à la vulve. — Position mento-sacrée; traction horizontale à 45° sans diriger les branches du forceps; la tête passe sans rotation; mais, sous l'influence d'une flexion considérable, la présentation de la face dans le bassin se trouve changée à la vulve en présentation du sommet. — Une autre tête, plus considérable (diam. bi-par. 9 1/2, occ.-fr. 12, occ.-ment. 13 1/4), est mise en position mento-sacrée; les tractions s'élèvent jusqu'à 150 k.; flexion considérable; craquement de la tête lorsqu'elle est engagée; pas de rotation. Fracture du pariétal droit.

X. — CÉPHALOTRIPSIE.

Un fœtus bien développé et dont la tête était solidement ossifiée (diam. bi-par. 9, occ.-fr. 12, occ.-ment. 13 cent.), est mis en position occ. il. g. trans. dans le bassin rétréci garni de plomb. Sous une traction de 110 k.; opérée au

.orceps, non seulement cette tête n'était pas engagée, mais elle touchait à peine le détroit supérieur en un point ; l'instrument buttait en avant d'une façon insurmontable contre l'arcade pubienne, tandis qu'en arrière la bosse pariétale gauche prenait un point d'appui sur l'angle sacro-vertébral. L'extraction avec le forceps étant donc impossible, on appliqua le céphalotribe de manière à ce que la pression se fît directement sur le diamètre occipito-frontal. Il fallut de grands efforts, même pour tourner la vis de l'instrument, avant de faire craquer la tête ; puis, lorsque celle-ci eut cédé sous le broiement énergique, elle subit une réduction si considérable que le cerveau, ne trouvant plus dans la cavité crânienne un espace suffisant et s'échappant par le trou occipital, fit hernie un peu par la bouche et presque entièrement derrière la peau du cou et du dos, jusqu'à la partie inférieure des lombes. A l'autopsie, on trouva une fêlure de la voûte orbitaire et une destruction presque complète de l'occipital; le cerveau avait fui derrière l'aponévrose postérieure, dans la gaîne des muscles des gouttières. De légers efforts manuels suffirent pour extraire la tête broyée par l'instrument ; les épaules furent dégagées ensuite, mais avec peine. — Une autre application de céphalotribe fut faite sur le bassin, vicié de 6 1/2 cent. de diamètre ant. post. avec une tête de 8 1/4 cent. de diamètre bi-pariétal ; cette application se fit sans difficulté, malgré les étroites dimensions du détroit supérieur et ne présenta rien de particulier.